¿Es TEC Adecuada para Usted?

I0463762

Un Recurso de "Amigo a Síi Mismo"

Sana Johnson-Quijada, M.D.

ISBN-13: 978-1501085116

Para más información sobre este libro, visite
http://friendtoyoursef.com

Para mi hermano, Vance Johnson, M.D.

Índice general

Capítulo 1

Al Final de Nosotros, Al Final del Arcoíris

Briggs estaba llorando otra vez. Su esposa, que vino con él a nuestra primera cita, parecía como una fruta pelada sentada a su lado. Podía ver que se veía indefensa, dando su última capa de sí misma sin saber que quedaría.

Briggs era el que tenía un caso de depresión grave, pero su esposa me desgarraba el corazón. Sospeche que ambos, a su propia manera, no durarían mucho tiempo.

No es raro tratar con personas como Briggs en una clínica especializada en psiquiátrica como la mía. Han estado alrededor de todas las otras partes de tratamiento. Entonces, finalmente, en el estilo de Jane Eyre, aparecen en mi puerta "en la compañía de la muerte."

Se han tratado con terapias, practicantes, e iglesias, pero la enfermedad se resiste al tratamiento, y no han respondido adecuadamente. No se han curado. Por donde sea que caminan parece que el infierno les visita. Parece como sí capullos de esperanza se marchitan cuando pasan por ahí y aquellos de nosotros que compartimos su espacio sentimos como que la tierra va a abrirse y nos va a tragar. No es raro encontrar en el tratamiento especializado, decirse, "No tengo fuerza para seguir adelante." Como Jane, suplican, "Debo morir sí...."

(A propósito, Charlotte Bronte es fenomenal.)

Como la persona al otro lado de este intercambio, yo tengo un arco iris de opciones de "especialidad" disponibles para ofrecerles. Sin embargo, algunas personas, como Briggs, no han encontrado alivio, no importa lo mucho que lo intente.

El cuerpo humano y la mente no son totalmente previsibles. No todos los pacientes responden a los mismos tratamientos. No todas las personas siguen un camino tradicional. Briggs y su esposa estaban haciendo todo lo que podían, pero el alivio, les eludió.

Pero había una cosa que aún no habían tratado, y eso acabaría por hacer toda la diferencia.

Sí está aquí, leyendo este libro, puede ser que está en una situación similar. Usted piensa que ya no tiene opciones. Usted siente que nadie puede ayudarle.

Todavía podría haber un tratamiento para usted.

O tal vez no sea usted el que camina entre sombras. Tal vez, como la esposa de Briggs vino a este folleto porque alguien que ama sufre. Está desesperado por respuestas, se siente indefenso para cambiar una enfermedad que se ha apoderado de su propia vida, así como la persona que usted ama.

Usted no está fuera de opciones. La jornada no se ha terminado. Aún puede elevar la calidad de la salud de su cerebro. Por medio de este libro, buscando otra opinión, mediante la programación de una reunión con un nuevo proveedor en su área de especialidad, usted sigue mostrando niveles de autocuidado y de valentía que debe aplaudir. Sabiendo que hay un problema, y de estar abierto a explorar opciones de atención especializada, usted está reclamando su propia necesidad.

Tengo el honor de compartir su compañía. Usted es una persona con valor. ¡Siga adelante!

Preguntas:

- ¿Qué le trajo a este libro? ¿Que busca?

- ¿Qué opciones en tratamientos ha intentado hasta el momento, y cuáles fueron los resultados?

- ¿Hay algún tratamiento que usted piensa que es extremoso en considerar para la salud cerebral?

Por favor dígame su historia.

Consejo de Auto Cuidado: Reclame la necesidad de encontrar su cuidado especializado.

Capítulo 2

El Valor de Mi Mismo

La habitación esta oscura; las persianas están cerradas por horas. Sandra se mantiene atrapada entre sus cobijas. Ella sabe que a su alrededor se encuentran montones de ropa sucia y aire rancio. Fotos se han caído en sus marcos. Sandra oye a su hija rogando, "Mami, por favor levántate ahora. Levantémonos Mami. Quiero que te levantes." El cuerpo de Sandra parece como un saco de cemento y trata de explicarle a su hija de siete años, "Estoy muy cansada, cariño. Tu ve a jugar."

Días, y después meses, pasan así. A veces Sandra se levanta y funciona, pero solo (justo) apenas. Sus pensamientos no están claros. Es difícil encontrar palabras, mucho menos algo alrededor de la casa.

"¿Quién es esta persona?" Sandra piensa sobre sí misma. Se pregunta sí su esposo la abandonará. El sexo disminuye. No hablan, y está bastante segura que no ha tenido un verdadero orgasmo en un año. No puede creer que le guste a su marido, cuando ella misma no se agrada.

Sandra no trata a nadie muy bien porque ha perdido el sentido de su propio valor.

Puede no parecer una cosa muy elegante para que ella celebre, o hablar, o poner enfrente, especialmente en esta condición, pero Sandra vale la pena.

Todos valemos la pena. Usted vale la pena.

Usted es valioso.

Otras cosas en su vida - su posición social, sus emociones, sus percepciones - pueden cambiar, pero eso no.

Usted es valioso. Pasar tiempo con usted, aun solo en pensamiento, es un privilegio inmenso. Eso es cierto para cualquier persona, incluyendo usted mismo.

¿Usted? ¿Privilegio de pasar tiempo consigo mismo? Sí.

¿Alguna vez ha perdido el control? ¿Ha sentido el calor de cólera que le golpea la cara y sus pensamientos vuelan de rabia, escupiendo palabras como haciendo explotar dinamita? Desconcertante, ¿No?

Sabe, entonces, lo que es perderse.

¿Ha olvidado donde están las llaves de su auto, pero no le interesa porque aún se encuentra en la cama y no tiene motivación de moverse? Sus dedos, que una vez conectaban socialmente a través de su teclado, ahora están inactivos. Su calendario no tiene ningún interés. Se esconde, avergonzado, porque simplemente no quiere dar explicaciones. Usted piensa, "Se necesita demasiada energía," Usted, también sabe lo que es perderse.

No tiene que ser así. El estar consigo mismo es un privilegio aunque ya no lo reconozca. El Reconectar con su "Yo" individual es una parte crítica de su salud.

Todos aquellos sentimientos y reacciones que desprecia realmente pueden ser recordatorios que son queridos y de inmenso valor.

Usted es la razón por la cual gente cruzó las praderas, luchó contra el sol y cazó (busco) comida para sobrevivir. Usted es la razón de que el Arca de Noé sobrevivió durante cuarenta días y cuarenta noches. Usted es la razón por lo cual los metales preciosos se consideran preciosos. Y es por usted que usted quiere hacerse su amigo. Usted es valioso.

Pero Sandra tiene problemas de aceptar esto. Está faltando más, y más a su trabajo, y está preocupada de que la van a remplazar. ¿Quienes son estas personas?" Se pregunta sobre sus colegas enfocados, ambiciosos, la gente de la cual solía disfrutar, con los que bromeaba y competía.

Finalmente, Sandra se da cuenta que todo lo que vale la pena por vivir es de ella y sin seguridad. Está a punto de perderlo todo-su hogar, matrimonio, empleo, posiblemente sus derechos de la crianza de los hijos. Sus hijos, su marido, su trabajo-sí los pierde, ella cree que morirá. Necesita mejorar. Ella quiere mejorar. Mucho mejor, volver a la misma de antes; simpática, sexy y bañada. Eso sería agradable.

Sandra toma lo que, para ella, se siente como una acción desesperada. Va a ver a un psiquiatra. Ella intenta entender las opciones de tratamiento descritas a ella; medicamentos, psicoterapia, y terapias de estimulación.

Al considerar sus opciones, el doctor de Sandra le ayuda a pensar cuanto tardara en responder al tratamiento; la posibilidad de que un paciente responde al tratamiento completamente, o de no responder, o sólo parcialmente; y los posibles efectos secundarios. En el caso de Sandra, la situación ya es grave. Necesita algo que funcione, y que funcione rápidamente. A la misma vez esta sospechosa de los efectos secundarios. No quiere subir de peso o de cambiar un grupo de problemas médicos por otros. (Llamamos a esta iatrogénica, cuando un tratamiento médico causa otra enfermedad)

Teniendo en cuenta esto, Sandra decide que su mejor opción es la terapia electro convulsiva (TEC). Sabiendo que la TEC puede ser hasta un 90 % eficaz en la reducción de la severidad de los síntomas,[1]

---

[1] Kellner CH, Knapp RG, Petrides G, Rummans TA, Husain MM, Rasmussen K,

comienza su tratamiento índice incluso antes de que comience a tener esperanza. Sandra toma la única acción que puede, hacia su valor.

Sandra no es la única paciente de alcanzar ECT cuando llegan al final de sí mismo.

En el capítulo anterior, hablamos de Briggs y su esposa. No les gustaba la condición en la que estaban, pero porque se valoraban, buscaron ayuda. Mientras yo tomaba sus historias, le pregunte a Briggs su historia de medicamentos: el nombre de sus medicamentos, cuando los toma, porque los toma, por cuanto tiempo, y porque dejo de tomarlos, y que efecto le hicieron. La lista que me dio fue larga y comprensiva. Briggs había estado en esto por mucho tiempo.

Empecé a pensar en números y porcentajes. Sentí la premonición.

Ahora, yo no soy persona de números. (En Tipología Jungian, Soy un "0" en cuestión de sentir) Pero aún yo podía ver que Briggs había pasado por muchas aflicciones y que había probado casi todo lo habido y por haber. Nada le ayudo.

Briggs era arriesgado. Podría morir.

Mueller M, Berstein HJ, O-Connor K, Smith G, Biggs M, Bailine SH, Malur C, Yim E, McClintock S, Sampson S, Fink M. Continuación terapia electro convulsiva vs la farmacoterapia de la prevención de las recaídas en la depresión grave: un estudio multisitio de CORE. (Continuation electroconvulsive therapy vs pharmacotherapy for relapse prevention in major depression: a multisite study from CORE.) Archives of General Psychiatry. 2006 Dec;63(12):1337-1344.

En el Capítulo Uno, pregunté, "¿Hay algún tratamiento que usted piensa que es extremoso en considerar para la salud cerebral?" No le pregunte directamente esto a Briggs, pero ese día me pregunté
sobre su respuesta. Briggs fue valiente en pelear el
sol cruel la manera que fue. él era, en mis ojos, por
qué la libertad y flores frescas y esperanza perma-
necen. él es valioso.

"Briggs, ¿Qué quiere hacer ahora?"

Era valioso, y los próximos pasos eran suyos para
hacer.

Usted es valioso, también. Como Sandra, y como
Briggs, usted es la única persona que puede elegir su auto cuidado. Su Yo-su identidad, alma, y sí
mismo-es valioso, y el estar con usted es un privilegio.

Preguntas:

- Sí está perdido, ¿Que está dispuesto a hacer para volver a estar con sí mismo otra vez?

- ¿Cómo tiene el reconocimiento que su auto valor aumento su libertad de elegir?

- ¿Cómo reconoció que su auto valor le ayudó a decidir qué hacer cuando estaba enfermo?

Por favor cuente su historia.

Consejo de Auto Cuidado: Recuerde que es de valor.

Capítulo 3

El Valor de Intentar

Como Psiquiatra, tengo un arsenal de opciones para tratamiento disponibles para ayudar a las personas que me vienen a ver. Uno de los más controvertidos y, aun así uno de los que más me apasiona, es la que Sandra eligió: terapia electro convulsiva.

TEC no es la mejor opción para todos, por supuesto.

En primer lugar, viene con bastante estigma.

Puede tener una imagen clara en su imaginación de TEC, construido de acuerdo a lo que los medios de comunicación han representado. Puede ver una camilla con sábanas blancas y oliendo a cloro. Puede sentir el largo, silencioso, presentimiento el paseo hacia la puerta de la sala de operaciones. Ve las miradas de un lado a otro de otros pacientes y de los empleados, y ve el movimiento rápido de la luz en el pasillo. ¿Le hace esto querer dar vuelta y echarse a correr? échele un vistazo a los pacientes a su alrededor. ¿Son como usted? ¿Se ven mejor? ¿Funcionara?

Muchos de nosotros recordamos la actuación dramática de Jack Nicholson en Atrapado Sin Salid. Era gráfico, doloroso, y memorable. Pero también fue una película. TEC ha cambiado y mejorado en las décadas, que han transcurrido desde entonces, cuando por cierto, TEC no fue mucho más que el de meter el dedo en una toma de corriente y conseguir voltaje en una onda sinusoidal continua para la terapia.

TEC tuvo un empiezo controversial, y después vivió en las sombras por décadas. Las historias que sumergieron fueron de miedo. (Solo busque en YouTube por "Historias de TEC (ECT) o "terapias electro convulsivas" para ver a lo que me refiero.

La verdad no es tan dramático. TEC es generalmente inofensiva. Salas de tratamiento modernas están llenas de empleados que aman sus empleos, porque hay satisfacción inmensa que viene de asistir con la curación. Los pacientes luchan para salir cada mañana hacia TEC, y lo hacen porque funciona.

Mucha gente ve TEC como un último recurso, y opción extrema de fracasos de tratamiento extremos, porque aquello son las únicas historias que oímos. No hay estadísticas que pregonen ampliamente acerca de cómo muchas personal eligen TEC, o cómo les ayuda en comparación con o en la combinación con otras opciones de tratamientos. No hablamos de cómo TEC es una opción de tratamiento clasificada que se encuentra en la cumbre para enfermedad cerebral. (Mucha gente usa el término "enfermedad mental" contra "enfermedad cerebral," ya que encuentran más fácil reconocer que "mi psique está enfermo" en lugar de "mi cerebro está enfermo." Uso la enfermedad del cerebro en esto, solo por decisión personal, pero usted lo puede usar de cualquier manera intercambiable.

La verdad es que hay muchas personas que reciben TEC todos los días, pero muy poco se ha escuchado sobre ello.

Salga, salga de donde quiera que se encuentre.

¿Ha intentado TEC? ¿Su ser querido? El estigma tal vez lo hizo ocultar su propia experiencia, y yo entiendo el porqué. Los pacientes de TEC a menudo relatan que se sienten juzgados por otros, incluso aún más que otros pacientes que son tratados con medicamento o terapia de conversación. Aunque la única manera de superar el estigma es a través de la educación y la empatía, nadie quiere desafiarlo solo.

Y por lo tanto TEC permanece en las sombras.

Estaba manejando el otro día cuando vi a un veterano súper simpático pasar en su Harley, con aproximadamente cincuenta banderas Americanas colocadas de manera misteriosa en la moto y en su persona. No pude entender cómo las mantenía todas juntas, pero esas banderas no iban a ninguna parte sin él.

Había olvidado que era el Día de los Veteranos, aun cuando mis hijos no fueron a la escuela y estaban corriendo frenéticamente. Este hombre con sus pieles de cuero y número de estrellas y rayas, me recordó el por qué. Cuándo nos acercamos el uno al otro de lados opuestos de la calle, le vi saludar con la cabeza a otro motociclista que pasaba. Fue suficiente decir, "Hola. No estás solo. Yo no estoy solo. Nos unimos por esta fraternidad."

Lo vi en mi espejo retrovisor, y tan pronto como llegué a casa llame a mi papá. "Feliz Día de los Veteranos," le dije al hombre quien sirvió en dos guerras en la Fuerza Aérea. Y me acordé. Mis pacientes quienes han servido. Mi familia que marcho en la Marcha de la Muerte en Bataan. Mi propia libertad. Y recordé que no estoy sola.

No estamos solos.

A veces no vestimos nuestra historia con tanta confidencia como el veterano simpático. Sería como un desastre, ¿Verdad? O no. Imagine un mundo donde la gente usa sus pérdidas bien-ganadas como un instrumento para sentir empatía con uno mismo y con los demás. En donde podríamos recibir saludos de cabeza, y aceptar el aplauso de la empatía, como puede que sea. Ser transparente voltea las mesas en el problema.

Pero no utilizamos nuestras pérdidas o ganancias tan bien. Por esta razón creo que pocos de nosotros hablamos sobre lo que terapia electro convulsiva ha hecho. No hay nadie celebrando logros ganados de estos pacientes. No hay nadie usando sus historias para construir una comunidad de buena voluntad positiva. Las empresas farmacéuticas y los medios de comunicación se cercioran de que escuchemos acerca de milagros de las terapias de medicamentos de informes de primeras personas (diablos, incluso la segunda, tercera, o estudios de la décima persona). ¿Pero quién es responsable de compartir los milagros de TEC?

Hoy en día, un ataque de TEC dura sólo unos treinta segundos. No hay huesos rotos. No hay lenguas mordidas. No hay sacrificio de pollos en el pecho de alguien. Una de mis pacientes, inicialmente nerviosa, reía cuando realizó que tenía que ser anestesiada para una colonoscopia durante mucho más tiempo de lo que duraría un tratamiento de TEC.

Esto es algo raramente mencionado en la reputación de TEC.

Cuando me reúno con pacientes para hablar sobre sus opciones de tratamientos, les comunico sobre los cirujanos quienes han tenido más de treinta y seis tratamientos de CET (tres cursos del índice) como paciente y cuya melancolía mórbida se resolvió al punto donde podría volver a practicar la medicina en plena capacidad. Es un estímulo para los pacientes, pero me pregunto: ¿Por qué le diría el médico a la gente sobre su historia? ¿Qué tipo de reconocimiento cree usted que tendría el médico cuando regreso a practicar medicina? ¿Estarían sus pacientes dispuestos a ir con él para tratamiento médico? ¿Y los jugadores, programadores, padres, maridos, adultos jóvenes, las enfermeras o alguien del público funcional, publico productivo quien ha tenido el valor de pelear por sí mismos eligiendo TEC?

Hay un montón de preguntas. Mis pacientes a menudo tienen inquietudes. Usted tiene preocupaciones. Hay motivos de preocupación.

¿Es vergonzoso estar conectado a esta historia?

Usted sabe qué hacer con la vergüenza.

Hay pocas especialidades médicas que reúnen tantas opiniones como psiquiatría. Y hay menos tratamiento médico dentro de la psiquiatría que dibujan tantas opiniones como espuma como TEC. No es de extrañar que los pacientes callen. Con razón estamos preocupados. Qué objetivo haríamos sí habláramos claro.

Así que aunque nosotros los veteranos de TEC tal vez no hemos hablado en favor del TEC, aunque no seamos el centro de ceremonias por lo que nuestro auto cuidado valiente a echo por nuestro país, o hemos recibido las gracias por como encajamos, aunque no colguemos banderas o nos tatuemos la piel, la comunidad de TEC está llena de héroes importantes y valientes. Tal vez nos vemos a todo dar en cuero, pero como ese veterano estamos en donde estamos por aquellos que han venido antes de nosotros. Hemos sufrido, muerto y vivido, estamos conectados. Tenemos comunidad y no estamos solos.

No está solo. Sí está en tratamiento, o ha tenido tratamiento, o a considerado TEC, Le animo a que hable y diga lo que sabe. Hay muchos de nosotros que se beneficiarían de su educación y empatía.

Escriba las preguntas que tenga. Compártalas con alguien: con su grupo de ayuda en el internet, su pareja, alguien. Vaya a http://friendtoyourself.com/ utilice el botón de contacto para compartir conmigo. Me encantaría escuchar su historia.

Preguntas:

- Sí fuera a compartir con otros su opciones de tratamientos médicos, ¿Cómo piensa Ud. que responderían? ¿Cómo cambiaría el estigma con su sinceridad asociado a tratamientos de salud mental?

- ¿Cómo celebra lo que otros piensas que es vergonzoso pero Ud. sabe que no lo es?

- ¿Qué ha encontrado sobre usted cuando se opone a la opinión negativa de alguien más?

- ¿Qué ha hecho el entender en su lugar como parte de la comunidad con su habilidad de celebrar?

Por favor cuente su historia.

Consejo de Auto Cuidado: No deje que el estigma sea una barrera en su voluntad de recibir el tratamiento y conectar con otros. En vez de ello, celebre su valentía por buscar un mejor Yo

Capítulo 4

¿Que es TEC?

Hemos hablado de reputación, estigma, edad, y valor. Pero puede seguir preguntándose sobre la información básica: ¿Qué es TEC? ¿Cómo funciona?

La Terapia Electro Convulsiva es un tratamiento médico de la estimulación cerebral refinado que trabaja cambiando la forma como diferentes partes del cerebro se comunican entre sí. Usando corrientes eléctricas aplicadas directamente al cerebro, TEC "baja" aquellas áreas que tienen la conexión sobre-reactivas y "sube" aquellas áreas que están demasiado tranquilas.

Estos efectos son similares a los medicamentos para enfermadas cerebrales, pero como TEC no es una química que se ingiere, a menudo funciona sin los mismos efectos secundarios.

Durante mucho tiempo, sabíamos que TEC funciona, pero no teníamos los estudios demostrando como. A medida que la tecnología llego al tratamiento, ahora vemos electricidad estimulara para provocar una convulsión que a su vez, activa las neuronas en el cerebro y cambios químicos asociados con la salud del cerebro, incluyendo la serotonina, noradrenalina, GABA y glutamato. Estas acciones resultan en una disminución de los síntomas de la enfermedad mental.[1]

TEC empieza con lo que llamamos el tratamiento índice - alrededor de cuatro semanas de dosis de TEC generalmente tres veces por semana, para un total de nueve a doce tratamientos. Puede ser administrada como paciente interno o ambulatorio.

Pacientes ambulatorios visitan un centro de cirugía, similar a dónde van los pacientes para una colonoscopia. Ya que están registrados, una enfermera ayuda al paciente a una camilla. Los pacientes no tienen que cambiarse de ropa. Una aguja intravenosa administra fluidos en primer lugar para la hidratación, y luego la anestesia una vez que el procedimiento a comenzado. Los pacientes no experimentan dolor físico asociado con el tratamiento, ni lo recuerdan. Después de que el paciente se encuentra dormido, el psiquiatra utiliza una máquina para mandar una corriente eléctrica, lo que provoca una convulsión controlada. La convulsión

---

[1]George MS, Sackeim HA, Rush AH, Marangell LB, Nahas Z, Husain MM, Lisanby S, Burt T, Goldman J, Ballenger JC. Estimulación del nervio vago: una nueva herramienta para la investigación del cerebro y la terapia (Vagus nerve stimulation: a new tool for brain research and therapy). Biological Psychiatry. 2000 Feb 15;47(4):287-295.

dura, en la mayoría de los casos, menos de un minuto. Por lo general, en el tratamiento actual, TEC es "unilateral", es decir, el estímulo es administrado en un solo lado del cerebro y en breve pulsos estimulantes, que disminuye la memoria y los efectos secundarios reportados cognitivo-relacionados que plagaron los primeros tratamientos. (Vamos a ver más sobre los posibles efectos secundarios más adelante en el libro)

Antes de iniciar un tratamiento de índice, los pacientes que son elegibles para la TEC deben considerar los costos, tanto a sí mismos y a sus cuidadores. Un paciente necesitará transporte hacia el centro de la cirugía varias veces a la semana durante el tratamiento índice, y es posible que no funcione en su nivel óptimo durante esas semanas de índice.

Pero todo tratamiento tiene algún tipo de costo. Suspensión de medicamentos es la razón principal por lo cual los pacientes recaen en la enfermedad cerebral. Medicamentos deben de ser recordados, a menudo varias veces al día y surtirlos con regularidad. Con frecuencia los pacientes auto-sabotean su cumplimiento de la medicación con su vergüenza, lo que tienen que confrontar todos los días cuando se les receta tomar pastillas.

La verdadera medida del éxito para TEC está en los números: 78 % de pacientes de TEC reportan una calidad de vida más alta a los seis meses después de su tratamiento.[2]

---

[2]TEC puede restaurar la calidad de vida de algunos pacientes severamente

Para entender la calidad de la vida, quiero presentarle a Marcos. Siempre había sido un hombre pequeño, y ahora su líneas son sabias, su nariz de magnate inclinada sobre un surco naso labial profundo, y dos orejas volando como banderas a los lados de su cabeza. En cuanto a Marcos fue un estudio de terreno humano. Para alguien que era tan activo y visible cuando es visto por los demás, era un contraste evidente entender que tan desconectado él se permanecía emocionalmente. La enfermedad cerebral había dañado a Marcos. Era como sí le hubieran ahuecado en lugares.

Marcos y yo trabajamos juntos por diez años en remedios psicotrópicos y psicoterapia, con la respuesta al tratamientos solo parciales que su curvaban hacia arriba en las corrientes de esperanza hacia una línea de base sana imaginada. Su mejoramiento nunca alcanzaron un punto donde se pudiera llamar "bien," y así de pronto se desvió hacia abajo a pesar de nuestros esfuerzos acumulativos.

Marcos estaba perdiendo esperanza durante el tiempo en el que yo viaje a la Universidad de Duke para un entrenamiento sobre terapia electro convulsiva (TEC). Acababa de abrir un centro nuevo de tratamientos de cirugía (consultorio) TEC de consulta externa - el primer centro en nuestra área - y me sentí alentada por las posibilidades.

Cuando Marcos y yo hablamos de esto como una nueva opción para él, lo quería sin debate. Todavía

---

deprimidos (ECT can restore quality of life for some severely depressed patients)
Posted by: Toni Baker April 15, 2013 in GRU News

recuerdo en la manera que se reclino hacia atrás en su silla ese día en mi oficina, casi animado. Sus cejas fregonas eran como signos de puntuación alrededor de sus ojos. "Sí, yo lo quiero."

Ahora, tres años después de empezar TEC, la esposa de Marcos me dice que él es mejor que lo que estaba en el día de su boda. él está más conectado con ella, y su vida sexual esta de carrera. él está más conectado con sus hijos, y todo el mundo siente que se ha convertido más dadivoso. Hasta las calificaciones de sus hijos mejoraron. Ambos piensan que está más cerca de ese punto de partida para la salud cerebral que jamás pensó que iba a conseguir. Tomando cuidado de sí mismo Marcos llegó a ser más de un donante; tomando tiempo, valor, energía emocional, incluso el viaje hasta allí y de la TEC, Marcos ha descubierto una nueva calidad de vida.

La calidad de vida es un término que muchas personas utilizan para cuantificar el bienestar general, incluyendo conceptos como la libertad, los derechos humanos, y la felicidad. "Calidad de vida" de una persona es un estado mental, no un estado de salud, que se percibe de forma única por esa persona. Son las cosas que describen lo que pensamos cuando nos preguntamos: ¿Qué hace que la vida valga la pena para vivir?"

Marcos no podía leer antes de TEC; su concentración era demasiado pobre. Ahora está leyendo todo lo que puede tener en sus manos, desde biografías

personales a los artículos científicos. Se ha convertido en defensor se sus opciones de tratamiento. Con
mejor enfoque y atención, percibe que su memoria es mejor. él cree que es interesante porque está
interesado en sí mismo. Es más consiente de cómo
lo ven los demás y le devuelve la sonrisa cuando el
coge las miradas que consigue solo con el uso de
esa cara.

TEC no es una curación, pero es una opción de tratamiento hacia la curación del cerebro, más calidad
de vida y mejoría de conexiones interpersonales.

Preguntas:

- ¿Hubo algo acerca de los fundamentos de TEC que le sorprendieron?

- ¿Cómo se compara TEC con su tratamiento actual?

- ¿Cuál es el costo de su tratamiento actual (en tiempo, recursos, efectos secundarios, etc.)?

- ¿Cómo describiría su calidad de vida actual?

Por favor cuente su historia.

Consejo de Auto Cuidado: Considere su(s) tratamiento(s) como una manera de mejorar su salud y mejorar su jornada de la calidad de vida.

Capítulo 5

Edad y Reputación del Tratamiento

Entre más edad tengo, la más reputación que acumulo. Yo soy un tapete viejo.

¿Ha visto a un niño - su piel lisa, sin manchas en la piel como malvaviscos; sus ojos como pastelitos (los de mis hijos son chocolate); la forma en que ven el mundo con la boca abierta, tragando moscas; la forma en que el mundo los ve a ellos? Hambrientos por ambos lados.

Decimos "tienen todo, "especialmente en contraste con nosotros "propiedad antigua." La verdad es que, parece tenerlo, todo porque no han estado aquí por mucho tiempo. No tienen un montón de errores acumulados, trabajados, y tejidos en sus vidas.

Sin embargo, incluso los niños más inocentes solo tienen un suministro limitado de principios. Aunque cada uno de nosotros tiene la libertad para volver a empezar en cualquier momento de nuestras vidas, una vez que hemos existido por un tiempo, empezar de nuevo no significa volver al principio. Estas "primeras veces" que los niños están experimentando en la actualidad cambiaria sus estatutos, y finalmente, ellos, también, cargaran experiencia.

Experiencia no es algo malo. Aunque no hay nada como trabajar con un empleado con experiencia que sabe hacer todo lo que necesita mi consultorio médico. Esa persona es diferente a alguien que apenas termino la secundaria-su experiencia les da perspectiva y sabiduría. Y no hay nada como tener un médico que ha practicado durante diez o veinte años, que ha visto pacientes salir enojados, ha visto a pacientes morir, y que ha visto en persona lo que los tratamientos hacen o no hacen. Y no hay nada mejor que un farmacéutico que ha trabajado con un medicamento lo suficiente como para saber (conocer) el interior; que hay ventajas y efectos secundarios, y cuando usted no pueda desenredarlos del tratamiento, trate de verlos juntos. El personal de la oficina, el médico y el niño tienen experiencia, y esas experiencias a menudo se reflejan en su reputación.

Aquellos más viejos, necesitan más tinta.

Un tratamiento, también puede ser así, entre más tenga en existencia, más la experiencia que colecta, y más reputación también.

Es como estar en una fiesta y ver a alguien conoci-do. Usted la reconoce como la primera en llegar y la ultima en salir en todas las fiestas que ha estado antes. Usted ha visto como ha lastimado a cierta gente, y como la han lastimado, y usted reconoce todos los chismes que la rodean. Aun cuando no se la han presentado personalmente, cuando usted ve a esa persona, usted piensa, "Hay viene la Proble-mática!" o "¡Sí!" La chica fiestera está aquí." Sea lo que sea, hay que reconocer que ella trae algo a la reunión. Ella ha durado mucho tiempo, y hay una razón por la cual la sigue siendo invitada a regresar.

Los tratamientos son muy parecidos. Un tratamien-to que ha existido por mucho tiempo, incluso cuan-do ha causado mucho de qué hablar, se ha mante-nido en circulación por razones que vale la pena conocer. No es una moda pasajera o truco. Sí no ofreció beneficios duraderos y únicos, su sus bene-ficios no eran considerado mayores que los riesgos y los posibles resultados negativos, sí la calidad de vida de las personas no se mejoró más de lo que fue-ron dañados - ese tratamiento, como tantos otros, se habría apagado solo mucho antes en la historia.

TEC tiene de existencia alrededor de ocho años.

Eso es grande.

Cada par de semanas, al parecer, los médicos y per-sonal médico se emocionan con muestras de me-dicamentos nuevos. Los vendedores ofrecen cajas brillantes y de colores, bien comercializados con anuncios de televisión y aprobados por la Administración de Comida y Drogas (FDA), con la esperanza de que nos inclinemos a añadirlos a nuestra lista de prescripciones. Y funciona. Los médicos están contentos de sacar sus cajones del gabinete de medicina y presentan a los pacientes con el tratamiento más reciente, y con ello nuevas esperanzas.

Pero ¿Qué es lo que sabemos realmente acerca de un medicamento nuevo?

Un patente de un medicamento puede durar hasta veinte años, con la exclusividad de sólo ocho años. La mayoría de las pruebas de medicamentos en Los Estados Unidos estudia medicamentos en cientos o miles de personas durante varios años, pero solo por unos 8 a 12 semanas en cualquier paciente. El decidir lanzar un medicamento se basa en los resultados complicados del análisis estadístico matemático. Una vez que está en el mercado, los investigadores siguen coleccionando datos, que se hacen transparente a la comunidad.

¿Qué vamos a descubrir sobre el Medicamento X durante esa cantidad de tiempo? A lo mejor nada peligroso o intolerable. ¿Qué tal 80 años? El Medicamento X puede mantenerse en la categoría de no ser peligrosa. O tal vez no.

Durante los ensayos farmacéuticos para psicofármacos, es decir, los medicamentos relacionados con la salud del cerebro, los resultados y las respuestas al tratamiento se comparan a menudo a

la reacción del paciente a la terapia electro convulsiva, que es la "norma de oro" y la línea base
para ayudarnos a entender nuestras expectativas.
Cuenta con la más larga reputación, más consistente en la medicina moderna. El programa para la
liberación de la medicación no es un mal sistema,
y estoy agradecida de ser parte de la comunidad
de médicos que estudia y prescribe medicamentos
de este grupo de opciones de tratamiento. Aun así,
vale la pena señalar que a pesar del gran número de
personas que recibieron la Medicación X, ninguno
de ellos de forma individual recibió la medicina
(droga) de estudio durante mucho tiempo.

Eso no es mucho tiempo para construir una reputación.

Ochenta años tiene su propio tipo de luminiscen-
cia.

Usted con reputaciones, quienes son más viejos y
que todavía están presente, cuéntenos su historia.

Preguntas:

- ¿Cómo afecta la edad de un tratamiento (o programa o actividad) la manera en que lo ve?

- ¿Qué piensa cuando mira un tratamiento que su médico le ofrece? ¿Es importante la reputación? ¿Considera el tiempo que ha estado disponible?

- Investigue la historia de cualquier medicamento o tratamiento que está tomando actualmente. ¿Se ha ofrecido el tiempo suficiente para obtener una reputación?

Por favor cuente su historia.

Consejo de Auto Cuidado: Cuando considere tratamiento, considere el tiempo del tratamiento como considera la reputación del tratamiento.

Capítulo 6

¿Quién debe considerar TEC?

Terapia Electro Convulsiva no es para todos, por supuesto. Pero es una opción muy importante para pacientes que buscan un tratamiento para tratar de forma rápida, sin peligro y de manera efectiva la enfermedad cerebral.

TEC es útil para múltiples enfermedades del cerebro, la enfermedades más comunes del espectro del estado de ánimo como la depresión y la manía, y los problemas del estado de ánimo asociados tales como psicosis, suicidio, y en algunos estados de ansiedad.[1] Estas enfermedades destruyen nuestras vidas de muchas formas creativas y trágicas.

---

[1]Tharyan, P. Adams, C.E. (2005). "Terapia electroconvulsiva para la esquizofrenia" ("Electroconvulsive therapy for schizophrenia" In Tharyan, Prathap. The Cochrane Database of Systematic Reviews (2): CD000076. doi1002/14651858.CD000076.pub2. PMID 15846598

TEC comienza a trabajar en un plazo de una a dos semanas, en comparación con las terapias de medicamentos que pueden tomar de seis a ocho semanas. La velocidad de la eficacia con la TEC puede salvar la vida de una persona que está luchando profundamente. Se dice que "El momento lo es todo"

Asesorar rápidamente la enfermedad cerebral también trae beneficios a largo plazo:

Los pacientes experimentan menos demencia o deterioro cognitivo, de los individuos con enfermedad cerebral sin tratamiento. La depresión, por ejemplo, está asociado con un aumento del riesgo de demencia sin tratamiento posterior.[2]

Los pacientes experimentan un número menor de impactos de otras enfermedades cerebrales, que pueden surgir cuando una enfermedad cerebral no es completamente tratada. Una persona que experimenta una enfermedad actual es más susceptible a otros problemas, y más probabilidades de dejarlos ir sin tratar. Y TEC (como con la terapia de medicamentos) hecho antes de un episodio de la enfermedad tiene un respuesta más robusta; las recaídas son menos graves, y un paciente no "cae" con rapidez cuando se obtiene el tratamiento rápidamente para un episodio de la enfermad actual.

---

[2] ¿Es depresión un factor de riesgo para demencia o decadencia cognoscitiva? (Is Depression a Risk Factor for Dementia or Cognitive Decline?) Jorm A.F., Gerontology 2000;46:219-227 (DOI: 10.1159/000022163)

Cuanto más rápido funciona un tratamiento, los pacientes más pronto pueden empezar a reconstruir sus vidas. El tratamiento inmediato puede mejorar la calidad de vida, detener el daño a las relaciones interpersonales, disminuye los desafíos financieros que a menudo son secundarios a síntomas incapacitantes de la enfermedad cerebral, empequeñece los efectos secundarios y reduce al mínimo los medicamentos.

Por supuesto, la velocidad no importa sí un tratamiento no funciona. Cuando se trata de la eficacia, la TEC funciona con más frecuencia, más rápidamente, y más a fondo que cualquier otra opción de tratamiento disponible para las personas que sufren de muchas enfermedades cerebrales.

TEC es 20 % más eficaz que la medicación en cualquier punto en el tratamiento de un paciente.[3] En otras palabras, sí un paciente está experimentando su primer episodio o su quinto episodio de enfermedad cerebral, la TEC tiene 20 % más probabilidad de conseguir una respuesta positiva del tratamiento que la medicación psicotrópica. Y respuesta al tratamiento es mucho más robusta cuando la TEC se combina con medicación. Además, los pacientes sufren menos recaídas de la enfermedad cuando TEC está en continuo mantenimiento.

La razón principal para la recaída del paciente en la enfermedad cerebral es el incumplimiento de

---

[3]El diario Estadounidense de la psiquiatría (The American Journal of Psychiatry), VOL. 142, No. 3 March 01, 1985 Efficacy of ECT: a meta-analysis, Am J Psychiatry 1985;142:297-302.

la medicación. Esto a menudo se relaciona con lo que uno sabe que existe, pero no lo quiere admitir: Un médico le receta un tratamiento, pero el paciente no lo lleva a cabo. Efectos secundarios intolerables y su cascada de otros temas relacionados. Incluso la boca seca puede llevar a conductos radiculares. Corremos el riesgo de la osteoporosis de los agentes de la serotonina, o visión borrosa, entumecimiento y hormigueo. Sin mencionar no culminar el orgasmo. Y es difícil de recordar tomar pastillas. Incluso los más diligentes entre nosotros generalmente suele perder una o dos dosis.

TEC es más fácil de recordar, y el mantenimiento de TEC es mucho menos frecuente que tomar pastillas todos los días. Incluso cuando TEC se combina con medicamentos, sí un paciente pierde un día o dos de píldoras TEC es aún probable que sea consistente, (que ofrece la profilaxis contra las recaídas,) ya que tiene el apoyo de la comunidad: el personal de TEC y la persona de transporte quien lo lleva desde y hacia el centro de cirugía.

En estos aspectos, la TEC tiene menos barreras al cumplimiento del tratamiento que la mayoría de nosotros sufrimos en terapias con medicamentos. Eso es algo grande.

Pero ¿Qué pasa con los efectos secundarios? Cuando hablo de TEC, los pacientes que tienen curiosidad a menudo me preguntan sobre los posibles daños al cerebro. TEC no causa daño cerebral. No fríe su cerebro, cambia su personalidad, o lo cambia a un pariente de Frankenstein.

TEC no pasa por el sistema del cuerpo, no se metaboliza, y no toca nuestros órganos. No afecta el metabolismo, corazón, peso, apetito, deseo sexual, rendimiento sexual, no causa sequedad de la boca, vómitos, diarrea, erupción mortal, o cualquier otro extraño o común efecto secundario al cuerpo.

Los efectos secundarios de TEC se miden mejor en forma individual, como calificados (capacitado) por la persona que pasa por ellos. Las estadísticas más importantes y estudios controlados demuestran que los efectos secundarios de la TEC son generalmente dolor de cabeza y pérdida temporal de memoria.

Durante el tratamiento de índice (las primeras tres o cuatro semanas), es común experimentar dificultad para imprimir o grabar nuevos recuerdos. Este efecto secundario generalmente desaparece después de cinco semanas, y las capacidades de fabricación de memoria de un paciente regresan hacia la base. Ochenta años de datos no demuestran que hay otra pérdida de memoria extendida, pero hay informes individuales de amnesia autobiográfica, o perdida de la memoria.[4]

La opinión publica de TEC, influenciada en gran parte por los medios en lugar de datos, tiene dificultad en creer que la perdida de la memoria es de nuevos recuerdos, (o memorias de impresión,) durante el curso del ensayo de índice; No recuerdos

---

[4]Iris Medical Times, Fuente de los medios de comunicación de 'malo' Retrato de TEC ("Media source of 'bad' portrayal of ECT" March 26, 2014 by Lloyd Mudiwa

antes de TEC, no recuerdos después del ensayo índice, no memorias cuando el mantenimiento TEC continúa.

Después de una convulsión de cualquier tipo, ya sea inducida artificialmente con un estímulo eléctrico o a través de la patología, el cerebro tiene un periodo de "quietud". Es decir, se mantiene silencioso y su actividad natural descansa y se re recupera. Durante este tiempo, es lógico que no imprimimos recuerdos bien. También es típico sentirse somnoliento, no recordar acontecimientos que rodean la convulsión, y hasta posiblemente sufren desorientación.

La manera en que generalmente explico esto a los pacientes es que la pérdida de memoria de TEC está relacionado con problemas mecánicos. Piense en un calibrador de lluvia. Después de que llueve, vemos en el calibrador que llovió 2.3 pulgadas la noche anterior. Lo quitamos el corcho en la parte inferior, y toda el agua de lluvia fluye hacia fuera hasta que se vacié el calibrador. Taponeamos de nuevo para medir la próxima lluvia.

Para una célula cerebral, el estímulo eléctrico de TEC y ataque posterior es similar al proceso de soltar el agua del calibrador. Todo lo que está allí - en este caso, el material dentro de la célula que necesitamos para hacer memorias-se va. El cerebro entonces se taponea de nuevo después de un estímulo, independientemente de que lo causa: presión, magnético, química, o en este caso, eléctrico, y la célula comienza a llenarse otra vez. Cuando está llena, una vez más podemos crear nuevos recuerdos.

El estímulo y la respuesta del estímulo no dañan la célula. La vacía, de tal manera como la naturaleza lo indica, y después se vuelve a llenar. Hasta que la célula este contenta por dentro, no puede posar (dejar) nuevas memorias. En Psiquiatría, le llamamos a esta clase de reacción mecánica.

El proceso de taponear sucede todo el tiempo en nuestro cerebro tras de un acto de estímulo natural sobre una célula, sea de un estímulo de presión natural, magnético, químico, eléctrico, o cualquier otro. ETC sólo intensifica el proceso. Esa es una de las razones por lo cual es tan eficaz; La terapia electro convulsiva es un tratamiento médico que utiliza los métodos de recuperación básica de nuestro diseño físico natural.

Esto explica por qué la pérdida de la memoria es más a menudo temporal más que a largo plazo. Las células se reponen entre tratamientos. Cuanto más cercanos los tratamientos (y son cercanos durante la indexación), más el grado de pérdida de memoria. A medida que aumenta el tiempo entre tratamientos, el tiempo de recuperación también disminuye, y así los pacientes ya no notan la pérdida de memoria.

Sus cuerpos están reabasteciendo sus células rápidamente después de un estímulo, y pueden nuevamente imprimir recuerdos sin dificultad. El calibrador de lluvia, podríamos decir, tiene el corcho por periodos mucho más largos.

Estudios demuestran, tal como la opinión colectiva de experiencia anecdótica, que la pérdida de memoria por medio de TEC es temporal.[5] Dentro de unas semanas de terminar el curso del tratamiento índice, la memoria regresa a la normalidad.[6]

Felizmente, la mayoría dicen que dentro de quince días de iniciar la TEC, su memoria percibida es en realidad mejor de lo que era. Esto es probablemente debido a que la enfermedad cerebral afecta la percepción de una persona en la forma para describir este tipo de pérdida de memoria percibida es "seudodemencia." Algunos de mis pacientes se han quejado durante ese tiempo de memoria tan mala que temen que se están haciendo dementes. De hecho están deprimidos, no es un demente. Su memoria está bien, y cuando la enfermedad del cerebro sana, los síntomas de la enfermedad del cerebro (aquí, pérdida de memoria) mejora.[7]

Dolores de cabeza son otra de las experiencias comunes después de los primeros tratamientos de TEC. Después de los primeros tratamientos, medicamento de anestesia personalizada generalmente pueden resolver éstos. (No universalmente, por supuesto, pero generalmente.)

---

[5] Dialogues Clin Neurosci. Mar 2008; 10(1): 105-117. Thomas C. Baghai, MD* and Hans-Jürgen Möller, MD

[6] Amnesia retrógrada después de la terapia electroconvulsiva: ¿Un efecto temporal?. (Retrograde amnesia after electroconvulsive therapy: a temporary effect?) Meeter M, Murre JM, Janssen SM, Birkenhager T, van den Broek WW J Affect Disord. 2011 Jul; 132(1-2):216-22.

[7] Modelos contrastantes de déficits en memoria visuospatial y función ejecutiva en pacientes con depresión principal con y sin remisión TEC. (Contrasting patterns of deficits in visuospatial memory and executive function in patients with major depression with and without ECT referral.)Tsaltas E, Kalogerakou S, Papakosta VM, Kontis D, Theochari E, Koutroumpi M, Anyfandi E, Michopoulos I, Poulopoulou C, Papadimitriou G, Oulis P. Psychol Med. 2011 May; 41(5):983-95.

Una vez que la transición del curso índice a tratamientos de mantenimiento se emparejan, la pérdida de memoria y dolores de cabeza no son quejas comunes de los pacientes de TEC. Y otros efectos secundarios son insignificantes.

Pero y que de...

¿Embarazo?

TEC es el estándar de oro cuando se trata de tratar a mujeres embarazadas y mujeres peri parto, porque el tratamiento no toca los órganos, torrente circulatorio o sistemas del cuerpo que afectan al feto. Además, funciona y funciona de manera rápida.[8]

No hay psicotrópicos que se consideren "seguros" para un feto. Incluso agentes de serotonina que alguna vez fueron las pastillas de impartir para los médicos ginecología-obstetricia que son ahora se sabe que aumentaban el riesgo de irritabilidad intestinal, problemas de la función de pulmonar y enfermedades del corazón.

¿Pacientes de edad avanzada?

TEC es la primera línea aquí, también, por las mismas razones - es un tratamiento efectivo que no está en contacto con los sistemas del cuerpo. A medida que envejecemos, los medicamentos se metabolizan diferentemente, interactúan más, y pueden

---

[8]http://ps.psychiatryonline.org/article.aspx?articleID=77626

causar efectos secundarios que pueden ser mortales. Incluso los medicamentos que un paciente ha tomado con seguridad durante años, un día de repente, provocan mareos y caídas. Empiezan a causar nausea. Como ser traicionado por un viejo amigo, órganos de pacientes de edad avanzada se enferman, y su salud se deteriora vía esfuerzos de tratamientos, en lugar de mejorar.

Tener un tratamiento médico que no necesita ser metabolizado evita todo esto.

Nada de esto es decir que la elección de una persona para elegir el tratamiento de TEC es superior a la elección de otra persona hacia un tratamiento diferente. Mejor o peor es una opinión individual y cada paciente debe hacer lo mejor para ellos, con el consentimiento informado. Mejor dicho, lo que quiero comunicar es que Terapia Electro Convulsiva es sumamente poco utilizada en gran parte por la ignorancia y estigma. Para ocultar uno de este calibre, con su salvavidas, importación heroica, y cambio de vida, es una pérdida enorme. La Terapia Electro Convulsiva es otro tratamiento de paradigma. No es una de dos, a menos que usted quiera que sea.

¿Quiénes somos nosotros para decir quien debe arriesgar de experimentar los efectos secundarios de la TEC en lugar de un medicamento u otro? Sólo el paciente puede decir cómo se comparan contra los beneficios recibidos del tratamiento.

Preguntas:

- ¿Qué efectos secundarios ha experimentado con so plan de tratamiento actual?

- ¿Valen la pena los efectos secundarios para usted a cambio de los beneficios que está recibiendo?

- ¿Han cambiado la elección de sus decisiones basado en disipar su propio estigma?

- ¿El entendimiento y la mayor información de las opciones de su tratamiento han alguna vez específicamente mejorado su Auto-Cuidado?

Por favor cuente su historia.

Consejo de Auto Cuidado: Dé la consideración deliberada para comprender y comparar los riesgos para su tratamiento y los beneficios de otras opciones de tratamiento.

Capítulo 7

Poder de Permanencia y Mantenimiento

De vez en cuando, he oído quejas que la enfermedad el cerebro mejoro con TEC, pero luego regreso cuando se detuvo el TEC. Esto casi siempre ocurre cuando un paciente no se hace la transición al mantenimiento de TEC.

Cuando mi hijo tenía aproximadamente un año de edad, decidió que sí volteaba su cabeza lejos de usted, era tal como negar su existencia. Vuelta. Y usted se va. Vuelva a voltear. Y usted vuelve a aparecer. Vuelta, así de simple, se ha eliminado. Cada vez que me veía era como sí yo había aparecido por primera vez. Incluso ahora, recordarlo me deleita.

No es tan simpático, sin embargo, la recaída de la enfermedad.

Le llamo a esto el síndrome de la Torre de Babel. En algún momento de su vida, todos cometemos el error de tratar de ser como Dios. O por lo menos un dios inferior. En esta situación después de que un paciente pago el precio, después de haber cumplido con las muchas tareas difíciles, después de que ellos mismos han elevado en algo glorioso, creen que se han curado de la enfermedad. Dejan de percibir la enfermedad, y por tanto creen que siendo sanos, no necesitan la asistencia médica. Son los dioses de su propia salud, y no necesitan ayuda. Llenan sus alas y se van, a vivir de un mundo libre de enfermedad.

Pero esto es una expresión equivocada de la libertad.

Sabrina acudió a nuestro centro de tratamiento con su tristeza, ansiedad, y falta de atención en pleno apogeo. Seis meses y medio atrás, Sabrina paro la TEC. Ella iba a ver a su psiquiatra tratante primario, así que no se molestó en hacer citas en el centro de cirugía. El tiempo se escabullo. Ahora aquí se encuentra.

Ella fue capaz de decir que ella sabía que se podría mejorar. Sin embargo, su cuerpo y expresiones me decían que estaba desconcertada. No sabía que podía mejorar. Se preguntaba quién era realmente y cómo esto podría estar ocurriendo nuevamente. Ella era vulnerable. La razón número uno para la recaída es incumplimiento del tratamiento, no necesariamente factores estresantes de la vida. Todas esas razones de por qué sentimos lo que sentimos y hacemos lo que hacemos, todas las fuerzas que actúan sobre nosotros desde el exterior, no son las razones por las que recaemos más a menudo.

Hay un súper bicho creciendo entre pacientes que participan en el tratamiento y luego lo dejan. He conocido gente que cumplen de cuatro a cinco meses de siete. Andan de aquí para allá, y no reaccionan de manera exagerada cuando pierden una cita o faltan un mes. "No me controlan, después de todo," es la actitud. No ser constantes con su tratamiento demuestra su libertad.

Tome tratamiento. La enfermedad continúa. Pare el tratamiento. Somos superiores.

Conforme el incumplimiento continúa, y pacientes botan de un lado para otro, dentro y fuera de tratamientos, el (súper bicho) súper error de programación comienza a crecer, cultivando una súper resistencia. El numero en que el paciente cae se acelera, ambos en lo que tarda en caer y lo duro que la caída es.

Para la mayoría de los pacientes, alejarse del tratamiento no le traerá la libertad de la enfermedad.[1]

La TEC, como otros tratamientos para la enfermedad cerebral como medicamentos, no es una cura. La curación sucede, pero la predisposición genética de la enfermedad es algo que permanece. Es

---

[1] Fink M, Taylor MA. Terapia electro convulsiva. Pruebas y desafíos. Diario de la Asociación Médica Estadounidense. (Electroconvulsive therapy. Evidence and challenges. Journal of the American Medical Association.) 2007 Jul 18; 298(3): 330-332.

bueno saber, sin embargo, es que a pesar de la línea de tiempo, mantenimiento de TEC tiene un efecto protector sobre el cerebro, reduciendo las posibilidades de recaída cuando va pasando por tratamientos complementarios.

Por la tanto ¿Con que frecuencia, después del tratamiento índice, después de sentirnos sanos y nos comportamos bien, es necesario el mantenimiento de TEC? Depende.

Después de que el tratamiento índice termina, su médico disminuirá gradualmente las dosis de TEC lentamente, controlando los síntomas de la enfermedad cerebral que empiezan a regresar. Cuando ambos deciden que los síntomas empiezan a volver, detendrá la disminución gradual y continuara los tratamientos de TEC a esa frecuencia o un paso anterior.

Por ejemplo, sí usted reconoce que sus síntomas están resurgiendo cuando está recibiendo un tratamiento de TEC cada tres meses, consideraríamos incrementar la frecuencia de TEC a dos meses y medio, y supervisaríamos para ver que su enfermedad cerebral permaneció totalmente tratada. Sí recayera, aumentaríamos la dosis de TEC nuevamente hasta que usted responda completamente, y trataríamos de disminuir gradualmente. Estos ajustes de TEC pueden también hacerse paralelo con el esfuerzo de disminuir los medicamentos también.

Cada paciente es diferente en esta área. ¿Recuerda a Marco del capítulo seis? Después de un año de tratamiento, Marcos no ha podido disminuir lentamente TEC a menos de un tratamiento cada dos semanas. Hemos intentado muchas veces, pero cada vez que lo hacemos sus síntomas regresan. El y su esposa me preguntan juntos y separados, "¿Por qué? ¿Cuál es el punto de disminuir tratamientos cuando trabajan tan bien y no tenemos problemas a resultado de ellos?

Cuando decidimos que queremos seguir adelante con el tratamiento, seremos capaces de permanecer en tratamiento mejor sí vemos adentro y exploramos lo que tenemos en nosotros que está presionando contra la fuerza para iniciar o permanecer en el tratamiento. La mayoría de las veces, las barreras de entrada tienen que ver con sentimientos de vergüenza. Cerca de esto son las dificultades que vienen de la cultura del hogar, la opinión de quienes nos rodean, y logísticas.

Respuesta del Tratamiento Completo:

TEC funciona por sí solo, al igual que tratamientos con medicamento y la terapia del habla. Sin embargo, los tratamientos funcionan mejor cuando se usan juntos. Sabemos que nuestro objetivo es la respuesta al tratamiento completo - no solo para mejorar la enfermedad, sino para conseguir respondiendo totalmente al tratamiento y permitir una salud cerebral máxima.

El dejar la enfermedad cerebral respondiendo solo parcialmente equivale dejar que la enfermedad progrese. Los procesos de la enfermedad continúan marchando cuando la enfermedad cerebral no está totalmente tratada. Estas enfermedades no se quedan en donde están sí se dejan sin respuesta al tratamiento. Siguen empeorando la salud cerebral conforme pasa el tiempo. Cuando luchamos por la respuesta de un tratamiento completo, luchamos para detener la progresión de la enfermedad. Luchamos por nuestra salud cerebral en momento así como quince años de ahora.

Así que cuando usted está considerando suspender o continuar el tratamiento, tome la decisión como un equipo, con quien sea que su equipo incluya - su médico, miembros familiares, amigos, materiales educativos, y/o su Altísimo. No lo haga solo. Hágalo en consideración a lo que su tratamiento le trae ahora, y lo que puede traer, tanto bueno como malo.

Recuerde que las emociones y conductas provienen del cerebro y son síntomas de salud cerebral, no la palanca de cambios o del volante. Recuerde que usted es humano, compuesto de carbono. Sea deliberado sobre sus opciones de tratamiento, no engañado a su libertad para elegir. Estas opciones tienen beneficios para toda la vida.

Preguntas:

- ¿Cómo influye la perspectiva de que las emociones y las conductas provienen del cerebro, e influyen su compromiso con su tratamiento médico?

- ¿Está usted respondiendo plenamente a su tratamiento?

- Sí pudiera mejorar algo sobre su respuesta al tratamiento ¿Qué seria?

- ¿Qué lo seduce a no cumplir con su tratamiento? ¿Se siente como víctima a causa de ello?

Consejo de Auto Cuidado: Empuje para la respuesta al tratamiento completo y averigüe cómo seguir adelante.

Conclusión

Terapia Electro Convulsiva, como dice uno de mis colegas, puede ser el último milagro de medicina. Puede ser una primera o quinta línea de tratamiento y todavía puede ser un instrumento poderoso en la lucha contra muchas enfermedades cerebrales. Es rápido, eficaz, y a menudo altamente tolerado. A pesar de que ha existido desde la década de 1930, ha evolucionado para ser un procedimiento seguro y moderno.

Hay maravilla en por que nos enfermamos y nos curamos. Aun con todo el misterio, tenemos el poder de conocer nuestro propio valor. No somos víctimas, incluso en nuestra propia biología, a menos que elija. Nuestro tratamiento hacia la salud cerebral es una forma más que podemos usar nuestra libertad para elegir. Así elegir valientemente en libertad, nos encontramos con que somos capaces de tener más calidad de vida y más conexión con uno mismo y hacia los demás. Así como Marco experimento nosotros también encontraremos que por tomar, nos hacemos más dadivosos; "tomando tiempo, valor, energía emocional, incluso un viaje allí y de TEC Marco, a continuación, fue capaz de dar."

Debemos estar todos bendecidos.

Querido Lector, vecino, tipo de hermandad, plomero, médico de la comunidad, madre, graduado de Harvard, inversionista jubilado, el expulsado la preparatoria, persona,

Muchas gracias por el trabajo de aumenta la conciencia de la comunidad de TEC y de disminuir el estigma social. Gracias por tener una vida-trabajo, como está, para obtener una voz poderosa que la gente quiere escuchar y haciendo lo que ha hecho para llamar la atención. Su influencia, difícil de percibir es paralela y que lo paso "aquí" es enorme. Estoy muy agradecida.

Es muy difícil trabajar con la conciencia de la comunidad y el estigma. No somos especiales en esta experiencia tan difícil, por supuesto, y sabemos ese sentimiento agobiador de "Estoy solo" es una distorsión. Somos especiales por algo más Que nuestro sufrimiento y estamos conectados.

Muchas gracias por su compañía y su presencia luminosa. Siga adelante.

Su propia,

Doctora Q

Sobre La Autora

La Dra. Sana Johnson-Quijada es una psiquiatra certificada de la Junta, amante de la lectura, una madre, una esposa, y una gran aficionada de Starbucks (así como las casas de café locales en California como Maui Wowi Paradise Coffee o Café Bravo).

Tiene su práctica privada, especializando en clínicas de atención ambulatoria (en persona o por tele-psiquiatría, una zona en desarrollo de servicios de psiquiatría remoto usando tecnología), y ECT (Terapia Electro Convulsiva). La Dra. Q también es directora médicos de la Universidad y Centro de Cirugía Magnolia

Nunca se cansa de hablar sobre cómo convertirse en un amigo a sí mismo. A este fin, ella (blogs) escribe en http://friendtoyourself.com, donde escucha y comparte las preocupaciones y perspectivas de las personas auto-responsables en las trincheras.

Denegación – Limitación de Responsabilidad

Las historias y detalles incluidos aquí vienen de mi imaginación, y no son reflejo de ningún paciente. Los personajes son ficticios, no basados en personas reales.

La información en este folleto se proporciona para educación general. Nada de lo que escribo está destinado a conectar el lector en una relación entre el médico y paciente, ni tampoco debería ser invocada como sustituto de atención medica profesional. Consulte a su propio médico para evaluación y tratamiento médico. Busque grupos de apoyo en su comunidad también, como el NAMI (Alianza Nacional en la Enfermedad Mental.)